LES

ILES CANARIES

ET

LA VALLÉE D'OROTAVA

Corbeil, typographie et stéréotypie de Crété.

LES

ILES CANARIES

ET

LA VALLÉE D'OROTAVA

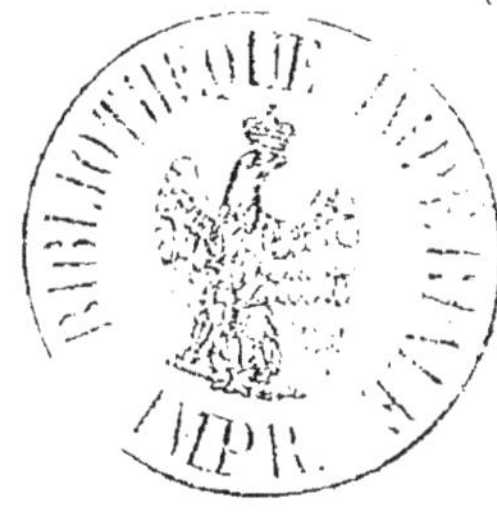

AU POINT DE VUE

HYGIÉNIQUE ET MÉDICAL

PAR

GABRIEL DE BELCASTEL

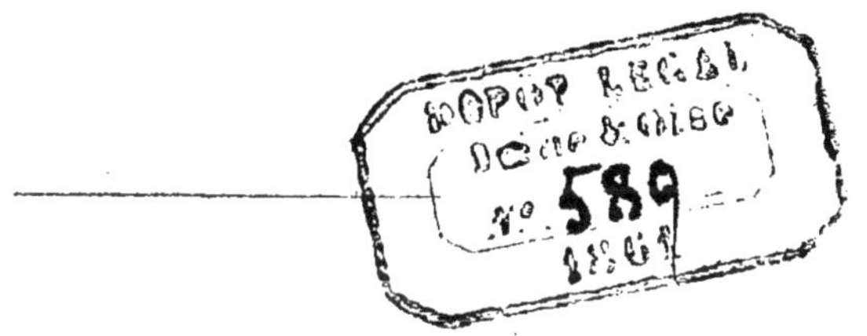

PARIS

J. B. BAILLIÈRE ET FILS,

LIBRAIRES DE L'ACADÉMIE IMPÉRIALE DE MÉDECINE,

Rue Hautefeuille, 19.

LONDRES, HIP. BAILLIÈRE, REGENT-STREET, 219.

NEW-YORK, BAILLIÈRE BROTHERS, BROADWAY, 440.

MADRID, C. BAILLY-BAILLIÈRE, PLAZA DEL PRINCIPE ALFONSO, 16.

1861

LES

ILES CANARIES

ET

LA VALLÉE D'OROTAVA

AU POINT DE VUE HYGIÉNIQUE ET MÉDICAL.

Il est un ennemi, et c'est le seul peut-être que tous, et sur toute la terre, nous sommes unanimes à détester et à combattre, à qui n'ouvre la porte aucune trahison, aucune complicité volontaire, dont toutes les inspirations conjurées de la science, de l'art, du génie et de l'amour poursuivent, avec une incessante ardeur, l'anéantissement et qui, lui-même, sans s'arrêter, poursuit le cours de ses triomphes : je veux dire la maladie, — et dans l'armée immense des maladies, il en est une qui pourrait à elle seule s'appeler légion, tant elle se multiplie dans ses degrés, dans ses formes et jusque dans ses noms ! Le seul caractère commun qu'elle ait avec elle-même, c'est qu'elle attaque les voies respiratoires. Ici, elle condamne à un long mutisme l'homme qui a usé sa vie dans les fatigues de la parole. Là, elle jette un voile de langueur sur ce qu'il y a de plus sympathique et de plus pur au monde, le front de douces jeunes filles, fleurs de la terre et du ciel. Tantôt grave et tantôt léger, mais toujours incommode, empoisonnant souvent la vie qu'il ne menace pas, ce mal sous toutes ses nuances est le fléau du Nord. Il se plaît dans nos brumes et sous l'aiguillon de nos bises glacées. De spécifique direct contre lui, on n'en reconnaît pas. Ce que l'on sait, grâce à Dieu, c'est qu'au degré et avec le nom le plus grave, à plus forte raison, dans ses légères manifestations, tous les jours on le voit guérir. Je ne veux pas ici me poser en révélateur.

Je sais uniquement ce que sait la foule, ce que depuis Hippocrate on écrit dans tous les livres spéciaux, ce que tous les jours la Faculté unanime répète à des milliers de malades; — que la meilleure des conditions où l'on puisse placer la nature pour se guérir elle-même, c'est un long séjour dans un climat doux, égal et sans brumes ni frimas, où la séve ne meure jamais, où les pluies soient rares, les vents et les orages à peine connus, j'aurais dit tout d'abord, où règne un éternel printemps, si d'une part tant de fausses applications de ce mot n'en avaient fait un leurre décrié, si, d'autre part, le printemps n'avait depuis quelques années perdu à bon droit sa vieille réputation. (Dieu préserve les malades du printemps de France!) — Mais, ce que je viens dire, parce que le monde même médical ne le sait pas assez, c'est le point du globe où sont ces cieux bénis, et la facilité offerte à la plupart des familles de les chercher et d'y vivre. Des noms idéalisés par la magie des souvenirs, dorés par le pinceau des peintres, gravés au fond de l'âme par le burin des fortes poésies, ont jusqu'à ce jour exercé sans contrôle une fascination trop souvent décevante, et Nice, Rome, Naples attirent chaque automne une nuée d'enfants pâles du Nord qui viennent demander pour leurs frêles poitrines un air régénérateur. Il semble à ces jeunes hommes, à ces jeunes femmes nés sous l'ombrage des chênes ou des peupliers, que là où fleurit l'oranger, la séve humaine ne peut pas périr. Hélas! l'oranger est comme le printemps : charmant symbole, illusion aussi!

J'ai vu Nice et ses villas délicieuses s'étalant en amphithéâtre sur les rives d'une mer étincelante au soleil, tandis qu'au loin de neigeuses cimes montraient l'hiver protecteur du printemps, comme un vieillard auguste fait, de son cœur éprouvé par la vie, une barrière aux tempêtes qui menacent l'adolescence.

Nice sourit aux flots qui baignent l'Ionie, mais elle dort au pied des Alpes, et l'air qui la réveille a pris sa course dans leurs glaciers.

J'ai vu Naples et j'ai senti l'extase que verse aux sens et à l'esprit de l'homme une heure de contemplation devant ces flots, ces monts, ces campagnes splendides. Mais cette heure passe comme toute ivresse, et de brusques orages, des bises aiguës succédant aux caresses insidieuses du siroco, font bientôt voir que le ciel napolitain n'a pas bon caractère, que sa beauté, pour être irrésistible un jour, n'en a que des caprices plus sensibles, et n'exalte la vie des organes fragiles que pour mieux la briser.

L'air de Palerme et de Rome a d'ordinaire plus de suavité ; mais Rome, outre des froids vifs quoique passagers, a de longues et fréquentes pluies. L'hiver de Palerme se passe sans gelées, mais tous les feux du printemps ont peine à effacer les traces de son humidité. Dans l'une comme dans l'autre de ces villes, les variations sont trop nombreuses, trop subites pour approcher seulement du climat idéal dont j'ai tracé l'esquisse.

Non, non, ce n'est pas en Italie qu'il faut le chercher, ce n'est pas en Europe, mobile en son climat comme par le génie de ses peuples, ce n'est pas même dans l'étendue du lac méditerranéen, champ de bataille des vents du nord et des vents du midi, qui tour à tour font passer sur lui l'air embrasé d'Afrique ou l'air déchirant des zones glacées

C'est sous des ombrages à la fois plus tièdes et moins ardents, là où le bananier étend ses feuilles sans que l'hiver les flétrisse, là où le dattier montre ses fruits sans que l'été puisse les mûrir. Ce climat, les Anglais, plus explorateurs que nous, plus menacés aussi par les ravages du mal, l'ont pressenti, l'ont presque trouvé.

Depuis un siècle et plus, les plus nobles de ses victimes désignées échappent au fatal tribut en se fixant quelques années dans l'île océanique de Madère. Malgré le reproche d'humidité que l'on fait à son ciel, ce séjour est, sans contredit, très-supérieur à ceux que j'ai nommés. Sa température est à la fois plus douce l'hiver, plus modérée l'été. Les variations y sont bien moindres. Mais quatre degrés plus au midi, au sein des mêmes mers, on trouve mieux encore. Les Canaries, c'est d'elles que je veux parler, méritent d'être plus connues.

L'île de Ténériffe et les îles, ses sœurs, groupées autour d'elle comme une flotte majestueuse autour d'un vaisseau amiral, sont évidemment des sommets de montagnes. Elle les domine en reine des hauteurs du pic qui la couronne, reste, avec elles, d'un vieux monde englouti, ou jeune, encore, sorties toutes ensemble du sein des flots avec les flammes de leurs volcans : nul ne le sait avec certitude; mais à l'honneur de la science qui poursuit tous les problèmes de sa curiosité infatigable et marche sous l'œil de Dieu vers un but que souvent elle ignore, on aime à signaler les observations ingénieuses du naturaliste distingué, qui depuis quarante ans habite ces contrées et publia sur leur flore un magnifique ouvrage. Je les ai naguère entendu développer de sa bouche avec l'attrayante clarté, caractère distinctif du savant Français. — A l'enchaînement des monts qui forment les Canaries et qui de l'une à l'autre de ces îles se tendent les bras, M. Berthelot a reconnu que cette chaîne interrompue par la mer n'est autre chose que l'Atlas lui-même brusquement brisé au cap de Noun. Direction nettement suivie, cassures correspondantes, identité géologique, rien ne manque pour fortifier cette hypothèse. La fameuse Atlantide aurait vécu ailleurs que dans les rêves de Platon, c'était une presqu'île dont de hautes montagnes forment l'épine dorsale, comme les Apennins pour l'Italie, et dont les cimes seules ont surnagé dans un naufrage gigantesque. Quoi qu'il en soit, Ténériffe, aujourd'hui, fend les flots de l'Océan, sous le 28e degré de latitude nord et le 13e degré de longitude ouest, regardant sans les voir, de très-loin, l'Amérique, de très-près le grand désert d'Afrique, et, du niveau des mers au sommet de son pic (3,700 mètres), s'élève par échelons de tout côté rapides. Son contour, irrégulièrement taillé, est d'environ soixante lieues, sa longueur de vingt-quatre, sa plus grande largeur de dix.

Sur cet étroit espace, court une arête de montagnes de 2,000 mètres de hauteur, appelées Canadas, qui s'affaissent tout à coup en face d'elles au milieu de leur course, en se relevant des deux côtés pour former au centre de l'île une vaste enceinte circulaire. C'est au-dessus de cet effondrement que le cône géant se dresse vers le ciel. Ses flancs sont hérissés de grands blocs noirs et volcaniques; ses pieds plongent dans des fleuves de sable; blocs et sables ont été vomis par sa bouche enflammée, et, bien que la dernière éruption remonte à 1796, le cratère est encore béant et le soufre y brûle les pas du voyageur.

Si les sommets de Ténériffe affligent par leur nudité, grâce à ces hauteurs qui retiennent les neiges, les pentes et les rivages offrent un spectacle bien différent. La côte nord-ouest surtout, fermée aux vents d'Afrique, ouverte à l'océan, est un rare type de fécondité. Qu'à ce mot pourtant on n'imagine pas des arbres de 40 mètres de hauteur, au tronc énorme et au puissant feuillage, des gazons de velours; à chaque pas, des sources et des torrents. Non, ce n'est ni l'Amérique vierge, ni la verte Érin. Les forêts reléguées dans les hautes zones forment le cadre du tableau sans y verser leur ombre. Le voyageur rencontre des champs de blé, de patates, de pommes de terre. Ce serait presque de la rusticité et pas du tout de poésie, si au printemps les splendides candélabres de l'aloès en fleur, en toute saison les hauts éventails de palmier se balançant sur l'azur de la mer et du ciel, dans les pentes fraîches, les orangers aux fruits dorés, sur la côte ardente, les bananiers aux larges feuilles, ne portaient l'imagination dans un monde nouveau. Rien, au premier coup d'œil, ne sent le miracle et l'explosion d'une séve qui déborde. Mais peu à peu l'on observe que pas un coin de terre ne se repose un jour. Passant de l'un à l'autre, la main de l'homme sème, plante et recueille sans cesse. Avec une culture toute primitive, par la seule puissance du sol et du soleil, là le blé revient tous les ans puiser la vie au sein qui le nourrit sans s'épuiser jamais, et s'élève en épis si pressés qu'on les croirait jaillir d'une terre née d'hier. Là, les patates et les maïs se succèdent en quelques mois, et la terre que favorise l'irrigation s'est couverte de trois récoltes avant que l'année ait achevé son cours. Mais la véritable richesse des Canaries, celle qui la signale au commerce de l'Europe, c'est le cactus où se nourrit la cochenille.

Le cactus ou nopal est une plante grasse d'environ un mètre de hauteur, qui étend à droite et à gauche, en les garnissant de petites épines, ses branches plates, charnues et savoureuses. La cochenille est un chétif insecte, à peine visible quand, sur les branches de cactus où l'insecte mère a été posé, il puise son premier lait et les premières gouttes d'un sang qui ne périra plus. Immobile comme un point blanchâtre aux mêmes pores de la plante qu'il a ouverts à sa naissance, par degrés il se gonfle à ce suc nourricier ; il atteint en trois mois la grosseur et la forme d'un pois. Qu'on presse entre ses mains cette boule vivante, la gouttelette qu'on exprime, tombant dans un verre d'eau, le teint tout entier d'un pourpre éblouissant. C'est alors qu'on cueille l'insecte et qu'on l'expédie en France ou en Angleterre. L'industrie en extrait la magnifique nuance de rouge, que l'on nomme *carmin*. Bizarrerie des destinées ! Le papillon dans les beaux jours de sa vie éphémère fait resplendir ses ailes comme un arc-en-ciel; il meurt sans rien laisser de lui qu'une poussière sans couleur. La cochenille n'est qu'une tache sur un rameau vert; elle revêtira la toile des artistes d'un immortel éclat et charmera les yeux qui, vivante, ne l'ont pas même regardée. Cette précieuse culture ne console pas cependant Ténériffe de la perte de ses vins célèbres confondus avec ceux de Madère; la vigne exprimait des sucs généreux du sein de sables volcaniques, que l'exigeant nopal ne sauvera jamais de la stérilité. L'artiste regrette le coloris dont le pampre revêtait la campagne; le peuple regrette le travail dont l'ancienne culture favorisait son bras, et l'insulaire du petit port d'Orotava ne parle qu'avec douleur du temps où vingt vaisseaux à l'ancre donnaient à la vallée un air d'importance et de fête. Du reste, à croire de récentes alarmes, le nopal lui-même est près de son déclin. L'Europe, grâce à un nouveau travail chimique produisant la nuance splendide naguère unique au monde, paye à peine ce que jadis elle couvrait d'or. Sur quelques terres prévoyantes, le tabac, un vrai tabac rival de la Havane, fait parade de ses heureux essais. Qui peut dire de quelles plantes se couvrirait ce sol privilégié, si la main de l'homme était encouragée par le gouvernement espagnol?

Je voudrais prendre par la main le voyageur fraîchement débarqué à Sainte-Croix, port principal de l'île, point de relâche entre l'Europe et l'Amérique. De cette petite capitale, vive et gaie, nous gravirions ensemble la côte un peu rôtie qui mène à la ville antique de la Laguna. A cette hauteur (600 mètres), le climat change subitement. Une plaine assez vaste, qui, d'une part, divise les Canadas du nord de celles du midi, de l'autre est le plateau culminant entre les côtes opposées de l'est et de l'ouest, se voit labourée, par suite de cette position, par un vif courant d'air et baignée de tous les points de l'horizon par de fréquentes pluies. Si mon compagnon de voyage était valétudinaire, il me demanderait en toussant l'air suave que je lui ai promis. S'il était poëte, en voyant ces lignes monotones et ces brouillards de Flandre, il pleurerait son rêve des îles Fortunées. Patience ! c'est le mérite de Ténériffe de posséder tant de sols et de cieux différents. Quelques pas encore et tous les désirs seront comblés.

Bientôt, en effet, à notre droite, la mer, la mer des tropiques avec son sourire calme et son bleu profond, tantôt se découpant sur la dentelure d'un palmier, tantôt se montrant sans voile, déroule au loin, au-dessous de pentes cultivées et bien bas sous nos pieds, ses flots revêtus d'une grâce incomparable. Vue de cette hauteur, son azur est plus profond encore ; son immensité semble grandir. Son murmure ne se trahit que par la frange argentée dont elle borde les quinze lieues de côte alors découverts à la vue. Sa solitude et son silence ont une voix qui remue l'âme dans ses profondeurs. A notre gauche, les pentes s'élèvent, et leur culture va mourir à la lisière de forêts qui, elles-mêmes, se perdent dans les nues. En face de nous, salué par nos acclamations, voilà le pic de Teyde. Un peu moins élevé au-dessus de la mer que le mont Blanc d'Europe, il a sur lui l'avantage de la voir à ses pieds et ne perd pas un mètre de sa taille. Aussi, lorsqu'avant les instruments, inflexible expression du vrai mathématique, le regard, le pas et l'imagination de l'homme mesuraient seules les distances, il a passé longtemps pour la plus fière sommité du globe. Dans cette route, qui marche suspendue, pour ainsi dire, entre le ciel, la mer et les montagnes, et où chaque pas est un enchantement, il y a un point surtout où l'harmonie du tableau est dans toute sa pompe, et où un cri d'admiration s'échappe involontairement de la poitrine soulevée. C'est le petit hameau de la Victoria.

Le malade respire déjà plus librement.

Une heure après, à un détour inattendu se déploie tout à coup par le double écartement du sol sous nos pas et des monts sur nos têtes le val enchanteur d'Orotava dont le nom est aussi doux à l'oreille que les proportions en sont heureuses à l'œil, et qui, à tout le prestige de la nature que j'ai décrite, joint le charme spécial et inénarrable des vallées, recueillement de l'esprit et attache du cœur. Là, si l'or et le génie de l'homme le voulaient, mieux qu'au vallon d'Enna pourrait être le jardin du monde. Entre la flore du nord et celle du midi, c'est le milieu précis où le plus grand nombre des plantes du globe pourraient, en se donnant la main, présenter dans un espace fait à la mesure du regard un magnifique abrégé de la création. A quelques pas des bois de châtaigniers, le caféier d'Abyssinie, semé dans un ravin, donne des fruits aussi aromatiques qu'en son pays natal. Dans des jardins, trop rares, il faut le dire, on voit s'épanouir avec un air de santé qui réjouit la vue toutes ces pauvres et charmantes fleurs à qui la captivité dans nos serres ne laisse qu'un simulacre de vie et le vain attrait d'un nom inconnu. Sur elles, le magnolier devenu un grand arbre étend son ombre et sa couronne vraiment royales ; à leur côté pour relever l'éclat de leur jeunesse ou peut-être pour leur enseigner la vie, le vieux dragonnier étale ses trente siècles de gloire qui aboutissent à l'infirmité, tandis que le palmier, témoin de la conquête, leur raconte, dans les murmures de la brise, la légende des races disparues. De mai à décembre, le laurier-rose de l'Eurotas y répand son pénétrant arome, le latanier ouvre sa grappe éclatante et ferme comme une porcelaine de Sèvres ; dans la même course du matin l'on voit le sapin des Alpes puiser son âpre nourriture au sein de roches baignées de brumes, et au tiède abri d'un jardin de la côte, vivre sans se plaindre un jeune cocotier des Antilles. — On le voit, je fais beaucoup parler les plantes. C'est que les plantes sont des témoins incorruptibles qui, aussi bien que les observations les plus ingénieuses, attestent les bienfaits et les rigueurs de l'air qu'elles respirent. D'où vient donc au pays dont je parle un tel pouvoir de vie incessante et universelle? le voici : Le thermomètre n'y descend pas au-dessous de 10 degrés, et n'y monte pas au-dessus de 28. 18 degrés d'oscillation dans toute l'année et dans les limites les plus favorables à la vie, c'est toute la magie de ce climat. Si j'écrivais botanique, je pourrais peut-être me borner là, mais j'écris pour des êtres plus délicats parfois que les plus frêles sensitives, et il faut que j'entre plus avant.

Les notions principales sur l'air, cet aliment fatalement indispensable où, 12 fois par minute, nous puisons, suivant ses qualités et suivant les nôtres, un surcroît de force ou un germe de mort, peuvent se réduire à trois :

La température ;

L'humidité ;

Les vicissitudes atmosphériques, en comprenant sous ce mot les transitions, vents dominants, la salubrité, les qualités mystérieuses de l'air dont les instruments ne parlent pas, mais que l'organisme ressent à merveille.

1° La Température.

J'ai déjà dit les points extrêmes. Voici maintenant la moyenne de l'année, et pour que le chiffre parle au lecteur, j'y joins la moyenne de quelques lieux connus.

Londres,	10,2.
Paris,	10,8.
Pau,	13,3.
Nice,	15,2.
Rome,	15,9.
Madère,	18,8.
Orotava,	20,2.

D'où il suit qu'Orotava, sous ce rapport, est aussi supérieur à Nice que Nice lui-même l'est à Londres.

20 degrés, c'est le point peut-être où tout le monde respire le mieux à l'aise, sains et malades, hommes, animaux et plantes. C'est le degré que marque le thermomètre dans les délicieuses journées que septembre prodigue au midi de la France, où les heures s'écoulent à rêver, à causer en plein air presque sans le savoir, l'âme libre de la matière, parce que le corps à l'abri de tout froissement extérieur n'a d'autre sensation que celle de la vie.

Cette première donnée est quelquefois bien incomplète, car des moyennes égales peuvent couvrir des climats bien différents. Un pays glacé l'hiver et brûlant l'été peut faire équilibre de la sorte à un climat dont les saisons passent inaperçues. Il est essentiel d'observer comment la température se distribue dans les divers mois de l'année.

La moyenne est de janvier est de	16,8.
— février	16,7.
— mars	17,9.
— avril	18,1.
— mai	20,8.
— juin	23,2.
— juillet	24,7.
— août	22,9.
— septembre	22,1.
— octobre	20,7.
— novembre	20,2.
— décembre	19,3.

On voit du premier coup d'œil la clémence extrême de la température, puisqu'elle oscille entre des moyennes dont la plus basse est très-suave, je le ferai toucher du doigt tout à l'heure, et dont la plus haute n'a rien de trop ardent, ne fatiguant qu'à la longue et par son excès même de douceur.

Entre le mois le plus chaud et le mois le plus froid, il n'y a pas tout à fait 8 degrés de différence, et voici le même écart comparé pour un certain nombre de villes connues :

Londres,	14,5.
Pau,	17,9.
Rome,	15,7.
Nice,	16,1.
Alger,	13,1.
Madère,	8,3.
Orotava,	7,9.

De l'été à l'hiver, Londres, Paris, Pau, Rome, Nice, Alger parcourent un chemin beaucoup plus grand qu'à Madère et à Orotava. Chaque mois est donc séparé de son voisin par une distance beaucoup plus grande. Quoique cette donnée jointe à la première ait déjà une valeur remarquable, n'insistons pas encore sur ce point : l'été, pourrait-on objecter, on n'a, pour ainsi dire, que le choix des lieux. Cela n'est vrai que dans une certaine mesure. Reste encore la différence d'un mois à l'autre toujours plus grande à mesure que grandit l'écart des saisons. Mais à cause du degré de vérité qu'elle renferme, j'admets l'observation. N'examinons que la saison d'hiver, c'est le point capital.

L'hiver, hélas ! ne se renferme pas dans les limites que le calendrier s'obstine à lui assigner ; il faut bien le regarder comme maître de cinq mois au moins : novembre, décembre, janvier, février, mars, de la chute des feuilles à l'épanouissement des premiers lilas au sud de notre France. La moyenne de ces cinq mois d'hiver est pour

Londres,	5,4.
Paris,	6 environ.
Pau,	7,0.
Nice,	9,8.
Rome,	10,6.
Alger,	14,6.
Madère,	16,5.
Orotava,	17,7.

Entre l'hiver de Nice et de Rome et l'hiver d'Orotava, il y a une différence beaucoup plus grande qu'entre ces mêmes points et Londres : on voit que ce n'est plus un simple adoucissement de température, mais tout un autre monde. A Nice, à Rome, à Naples, il gèle; dans toute l'Italie on n'allume pas un aussi grand feu qu'à Paris, mais on en allume, même à Palerme, et le 30 octobre, je l'ai vu. A Orotava, une cheminée aurait honte de sa perpétuelle nudité. En Italie, en Algérie comme en France, la laine ou la flanelle est l'indispensable bouclier contre les rhumes et la grippe jusqu'au cœur du beau mois de mai. Au port d'Orotava, la toile peut en toute saison se montrer dans sa fraîche blancheur. Et sans faire injure aux baigneurs de Dieppe ou de Biarritz, je leur dirai qu'au 31 janvier de l'hiver dernier, je me suis plongé dans les vagues de l'Océan avec plus de goût qu'ils ne l'ont fait peut-être au 31 juillet.

Dans ces cinq mois d'hiver, veut-on savoir maintenant quel est le degré moyen de la température du mois le plus sévère? Il est à Nice de 7,4, à Orotava de 16,7; et pour faire toucher au doigt l'éloquence de ce dernier chiffre, je ferai observer qu'il correspond pour Londres au-dessus du mois de juin, pour Pau au-dessus de mai, pour Nice et Rome bien au-dessus d'avril.

Ce n'est pas tout. La douceur de la température est un élément sans doute très-important du climat des Canaries, et nous venons de la voir hors de toute comparaison avec les points les plus renommés de l'Europe. Mais sa fixité est un point sur lequel il importe peut-être encore plus d'appeler l'attention, tant cette fixité est nécessaire à la classe d'êtres souffrants qui nous occupent, et c'est ici surtout que se révèle l'admirable équilibre de ce climat.

Une partie seulement de cette fixité s'évalue par les observations météorologiques ordinaires, lesquelles ne donnent que des moyennes et des extrêmes, et non chaque heure de la journée. Quant à la régularité de la température dont le thermomètre fait foi, trois éléments la constituent : la variation d'un mois à l'autre, la variation d'un jour à l'autre, l'écart dans le même jour.

La *Variation d'un mois à l'autre* (pour employer toujours le système des comparaisons) est :

A Londres, de	2,9.
A Pau, de	3,2.
A Nice, de	2,8.
A Rome, de	3,0.
A Madère, de	1,2.
A Alger, de	2,2.
A Orotava, de	1,3.

Variation d'un jour à l'autre. — Ici, sauf pour Madère, qui, un peu moins favorablement traité qu'Orotava, le suit pourtant de très-près, la statistique des lieux déjà cités me fait défaut. Je ne puis offrir qu'un chiffre absolu. Il est vrai que ce chiffre parle assez de lui-même. Cette variation est de 0,67, c'est-à-dire que la moyenne d'un jour ne diffère de celle de la veille et de celle du lendemain que d'un peu plus d'un demi-degré. C'est à dégoûter par sa monotonie de regarder le thermomètre, on le croirait endormi ; la petitesse de cette variation est d'une importance visible. On est à peu près sûr, en se levant, de respirer un air semblable à celui de la veille; point de ces surprises qui se tournent pour les malades en fatales aggravations, lorsqu'en plein été (qu'est-ce donc en hiver ?) un jour très-frais succède à un jour très-doux.

Par là aussi, conséquence remarquable! la température intérieure, s'équilibrant fort aisément avec la température du dehors, n'en diffère jamais sensiblement. Voulez-vous comprendre le prix de cet équilibre ? Songez, d'une part, à l'impression sentie, lorsque, durant les chaleurs de juillet, l'on passe d'une atmosphère de 30 degrés dans une maison soigneusement fermée au soleil ; il semble qu'on franchit les Alpes. Songez, d'autre part, à l'impression éprouvée en hiver lorsqu'on quitte une chambre toute calfeutrée pour se livrer à un brouillard glacé. Je prends les extrêmes, cela est vrai ; mais en ai-je besoin ? Y a-t-il, je le demande, un grand nombre de jours dans l'année où la température extérieure et celle du dedans demeurent plusieurs heures en parfaite harmonie. Je demande même si durant l'hiver de nos climats, à part les habitations exceptionnelles que réchauffe un calorifère, cette harmonie existe entre les diverses pièces d'un même logis. Je demande si on la trouve toujours dans toutes les parties d'un même salon, et s'il n'est jamais arrivé qu'en face d'un foyer ardent, les épaules aient eu froid pendant que la tête était en feu.

A Orotava, cette harmonie si rare entre le dedans et le dehors règne presque toute l'année ; et si l'on excepte les plus mauvais jours, où encore on a le précieux avantage de circuler dans la maison sans rencontrer sur sa route mille variétés de climats, les portes, les fenêtres peuvent rester ouvertes, l'air est partout le même, ou plutôt on ne le sent pas.

Variation dans la même journée. — Très-faible aussi, cette variation varie elle-même à Orotava suivant les positions. A un demi-kilomètre de l'Océan, dans un lieu découvert, elle est de 6,62. Dans une maison, sur le bord et au niveau de la mer, entourée d'autres habitations, elle n'a été, durant six mois d'hiver, que de 2,85. On peut en déduire pour l'ensemble des maisons du port, environ 5 degrés, plus d'un degré de moins qu'à Madère si célèbre sous ce rapport, et où elle est représentée par le chiffre 6,65. Et sous ce point de vue, déjà si favorable, on doit faire une remarque plus favorable encore : l'intervalle qui sépare le degré le plus bas du degré le plus élevé, est presque tout entier franchi dans les premières heures du jour, et dès neuf heures du matin, la température demeure à peu près uniforme.

Maintenant, qu'on veuille bien se rappeler avec quelle rapide progression toute valeur s'accroît, lorsqu'on l'augmente à la fois dans tous les sens. Un cube, par exemple, si on le double dans ses dimensions, n'est pas seulement deux fois plus volumineux, il l'est huit fois plus ; si on le triple, il n'est pas trois fois, mais vingt-sept fois plus considérable. Qu'on applique la même loi au climat d'Orotava, qui de tous les côtés se distingue tellement des autres, et l'on arrivera à cette conclusion pour ainsi dire mathématique, qu'au point de vue de l'égalité de la température, le pays que je signale à l'attention, a sur nos climats changeants une supériorité dont on peut à peine se former une idée, et qu'un organe malade doit relativement y ressentir un inexprimable repos.

2° Hygrométrie.

Sans être entraîné par un amour systématique du nombre 3, je suis amené naturellement à faire connaître ses trois données nécessaires : le nombre de jours de pluie, la nature du sol, la quantité de vapeur d'eau contenue dans l'air. L'impression générale est tout d'abord celle d'un air ardent. Les linges étendus, les espèces botaniques sèchent avec rapidité ; de brouillards, il n'en est pas question.

Ces semaines trop connues du ciel de notre France, ces longues semaines ensevelies comme dans un vêtement de laine humide, où l'on respire à la lettre l'eau distillée sans relâche par des nuages tristes comme un suaire, n'attristent pas le ciel d'Orotava. Cette fange noire qui ne cesse de former marécage l'hiver au sein de nos cités, que pour se transformer en poussière l'été, est aussi inconnue sous l'une que sous l'autre forme. 45 jours de pluie dans toute l'année, voilà toute l'espérance des grippes et des coryzas. Je l'ai observé, pour ma part, dans une année exceptionnellement humide, et ce nombre n'a atteint que 50. A Madère, dans une année exceptionnelle aussi, il a atteint 102. Le nombre moyen est de 73. A Rome, il est de 114, à Alger, de 87. Si l'on excepte les contrées perpétuellement visitées du soleil, comme l'Égypte et certains parages de l'Andalousie, on en trouvera peu aussi à l'abri de l'humidité.

La nature du sol favorise cette disposition du ciel. Nul marais, nulle rivière, nul ruisseau n'élève ses vapeurs dans l'air, et si, malgré la magnificence de l'horizon, l'œil français, fidèle à ses souvenirs, regrette les verts détours de ses fleuves chéris, le malade ne songe qu'avec frisson à leurs ombres perfides, il aspire avec délices la tiédeur qui s'exhale de cette terre volcanique.

La sécheresse du sol et du climat semblerait, au premier abord, indiquer un air remarquable par sa vivacité, et dépourvu de cette vapeur d'eau sans laquelle la chaleur a l'âcreté de la fournaise; il n'en est rien pourtant. D'accord avec l'impression des sens, l'instrument accuse un excellent degré d'hygrométrie, en sorte que, par une heureuse inconséquence, les poumons ont sans cesse le baume d'une atmosphère imprégnée de moiteur, presque jamais la sensation humide. J'ai dit « inconséquence » et j'ai eu tort; la nature n'en a pas : tout phénomène y a ses causes. Si, d'une part, le petit nombre de jours de pluie, la facilité des laves poreuses à recevoir la chaleur, l'élévation de la température expliquent l'absence de fraîcheur sentie, de l'autre, la figure de la vallée regardant le nord, défendue contre l'haleine du Sahara par des barrières qu'elle franchit très-rarement, la faiblesse des courants d'air, le voisinage des terrains arrosés par la main de l'homme et des hautes pentes souvent brumeuses, l'immensité de l'Océan qui l'environne, donnent la clé de ses qualités hygrométriques. Où rencontrer des conditions mieux combinées, non peut-être pour les forces du corps, qui dans ces longs étés incline à la mollesse, mais pour le bien-être des voies respiratoires et pour le traitement de leurs maladies ? Je ne puis donner ici qu'un chiffre; le lecteur, s'il a les données suffisantes, pourra comparer avec d'autres lieux. Le degré de sécheresse du port d'Orotava, observé au psychromètre durant six mois, de juin à novembre, trois fois en vingt-quatre heures, y compris une observation de nuit, donne une moyenne de 6,4.

3° Atmosphère.

Vicissitudes atmosphériques. — J'en viens maintenant au dernier élément qui constitue l'appréciation d'un climat, et en général tout ce qui affecte l'organisme sans affecter les instruments. Pour me donner un démenti néanmoins, et faire à ceux-ci mes adieux, disons un mot du baromètre. La pression atmosphérique est considérable, elle atteint en moyenne 76,50 ; mais ce qu'il y a de merveilleux, c'est sa fixité; observée durant six mois, elle n'a pas varié d'un centimètre entier. Au fait, pourquoi voulez-vous qu'il s'agite, l'atmosphère ne se trouble pas. Dans nos orageuses contrées, le mercure mérite son vieux nom de vif-argent. Le mistral, l'autan, le cers, le nord, le midi, l'ouest, la pluie, le tonnerre, la grêle et la neige tiennent toujours sur le qui-vive cette malheureuse sentinelle vis-à-vis de l'atmosphère ennemie. Là, elle suit l'exemple du thermomètre, elle s'endort. La plus grande partie de l'année, de février à novembre, la brise nord-est règne sans interruption; assez forte en mars, elle va s'affaiblissant chaque jour du printemps, pour respirer tout l'été et une partie de l'automne comme l'haleine d'un zéphyr. Ce règne long et paisible est un bienfait du ciel. Sans parler de sa direction (on sait que le nord est le plus salubre des vents), autant que modérée dans sa force, elle est fidèle dans son retour. Tous les jours de ces longs étés, où le soleil s'élance au zénith chargé de flammes menaçantes, comme si lui-même l'appelait, elle arrive à 8 ou 9 heures, et jamais, si l'on cherche son léger courant, on n'est vaincu par la chaleur. Elle fait mieux que tempérer la puissance du roi du jour, elle en dérobe l'éclat éblouissant. Les vapeurs qu'il soulève de l'Atlantique, après des matinées sans voile, à l'heure où l'on désire l'ombre, elle les accumule en épais rideaux de nuées à demi-hauteur de l'amphithéâtre qui s'élève du côté du sud, et les y fixe tout le reste du jour. Que de fois nous avons béni ce parasol immense s'étendant sur l'heureuse vallée, et ne couvrant qu'elle, tandis qu'au loin, s'égarant sur les flots, notre œil amoureux de lumière contemplait le double rayonnement de leur azur lointain se mêlant à la splendeur des airs. Les brumes de l'Écosse et le soleil d'Afrique en un même tableau, le spectateur au milieu, baigné dans une atmosphère d'une douceur de miel, tel est le ciel d'été d'Orotava. Les jours entièrement clairs dans cette saison sont aussi rares que les jours de pluie, et ce n'est pas peu dire. L'absence de celle-ci se fait même sentir. Vers la fin du mois d'août, la nature se couvre jour par jour d'un léger voile de mélancolie : coquetterie nouvelle de la nature, pour le dire en passant, car à peine s'est-il formé qu'il se déchire pour faire place aux joies de la verdure renaissante. Les premières ondées d'automne, ailleurs, avant-courrières de l'hiver, ouvrent ici la porte au plus suave des printemps. C'est alors que les nuées disparaissent et que l'horizon du val, lavé par les pluies, se revêt d'une idéale transparence. On touche comme avec la main les saillies des montagnes, on s'enivre du bleu profond qui les surmonte comme un dôme et se prolonge au delà de leurs cimes comme un rêve de l'infini ; on sent la séve émue dans le sein de la terre ; elle s'ouvre un passage par de nouveaux aromes dans les fleurs, par je ne sais quel baume versé à tout être vivant. O nuits d'octobre, toutes gonflées d'une ambroisie céleste, journées de novembre au diadème de rayons, sous quels cieux avez-vous vos égales?

Sous quels cieux surtout ont-elles un meilleur lendemain? comme l'été qui les précéda fut sans orage, l'hiver qui les suit est sans frimas. A 2000 mètres de hauteur, la neige vient se poser comme pour charmer les yeux au souvenir des neiges natales, le pic est blanc comme l'hermine, l'air de la côte est à peine altéré. Les matinées, sans être aussi froides que nos aurores de septembre, ont une fraîcheur qui tonifie l'homme valide. Le malade a pour lui les heures de midi toujours à 19 ou 20 degrés. La brise respecte sa promenade et, plus tardive que sa sœur d'été, ne prend sa force et son cortége de vapeurs que vers 4 heures du soir. Au dedans, aux plus mauvais jours, il jouit d'une température qui ne descend jamais au-dessous de 16 degrés. Quelle sûre retraite dans les intempéries inévitables de tout climat terrestre! — Car bien qu'il pleuve moins qu'ailleurs, il pleut aussi à Orotava, et parfois à torrents, en février surtout, mais jamais avec la persistance lugubre de nos climats, très-rarement avec de brusques transitions, plus rarement encore avec tempête. Décembre, janvier, ont des séries de jours admirablement beaux, et, loin de porter comme ailleurs le dernier coup à la séve mourante, ne font que montrer sa durée ininterrompue avant que le soleil de mars ne lui envoie une effervescence de jeunesse, et lui verse du ciel une rosée de fleurs. Ah! si au cœur de ces hivers, honte de nos printemps, un jeune malade atteint de langueur, et par la barbarie de nos hivers à nous attaché comme une victime à la bouche d'un calorifère, se voyait en rêve sur ces collines lumineuses chevauchant en plein air, en plein soleil, en pleine liberté, quelle révélation pour lui! et si le rêve se réalisait, s'il venait s'abreuver à cet air vital, à chaque inspiration de sa poitrine, il rendrait grâces à Dieu.

Et qui l'empêche de venir? quelle barrière se dresse entre le rêve et la réalité?

Est-ce l'ignorance? je rendrais grâces à Dieu de l'avoir abaissée.

Est-ce l'éloignement du doux foyer de la famille, de la patrie? — En cinq jours, si l'on prend la voie de terre, l'on va de Paris à Cadix, et trois de plus conduisent à Ténériffe, et si l'on va prendre la mer à Barcelone, neuf jours de navigation y compris le séjour dans les ports d'Alicante, de Carthagène, de Malaga et de Cadix, suffisent.

— Ah ! je m'étonne qu'avec la fièvre de locomotion qui accélère le sang dans toutes les veines de ce siècle coureur, et qui pour quelques lingots d'or précipite tous les âges de l'homme sur toutes les rives des deux mondes ; je m'étonne qu'on hésite à s'embarquer quelques heures pour sauver une vie de fils, de frère, d'épouse, de sœur !

Est-ce que la Providence avare de ses dons, n'ouvrant qu'à demi sa main pour les répandre, fait payer par un fléau mortel la suavité de cet air enchanteur? Loin de là ! il est d'une salubrité presque sans rivale ; pour rencontrer une épidémie, il faut remonter jusqu'en 1811, et sans se livrer à de vagues appréciations, si l'on s'en tient à la statistique, cet exact miroir du fait matériel, la mortalité du port d'Orotava est de 1 sur 60 habitants, celle du Rialejo, autre bourg dans la même vallée, de 1 sur 70 seulement, tandis qu'elle est, en France, de 1 sur 40, à Rome, de 1 sur 32.

Est-ce une plage inhospitalière dont les habitants soient rudes et grossiers ? Nulle terre, peut-être nulle société, ne sont plus cordialement ouvertes à l'être jadis sacré que l'on nomme étranger. Fille de l'Espagne et de la Flandre aux âges nobles et courtois de la vieille république chrétienne, rajeunie en outre dans ces derniers siècles par l'émigration catholique d'Irlande et d'Angleterre, la classe élevée ne dément pas son origine. C'est avec une vive et bien agréable surprise qu'en venant du midi de l'Europe, on se trouve, à l'inverse de la marche géographique, comme rapproché de la vraie civilisation. Moralité dans les familles, sûreté parfaite dans les relations sociales, langue française, langue anglaise surtout, couramment entendues, gracieuse bienveillance de manières, aptitude remarquable de l'esprit à tout saisir, éducation en un mot très-supérieure aux moyens apparents, tout fait naître et entretient cette pensée. — Sous le rapport des sciences médicales, le port n'a rien à envier. Fils des Canaries par le sang, fils de Paris par l'intelligence, élève distingué de M. Velpeau, M. Perès n'a renoncé au désir de ses maîtres et de ses amis, aux espérances légitimes que lui ouvrait son talent que par fidélité à la voix paternelle et au sol natal. Les soins les plus éclairés, la conscience la plus droite, les qualités les plus sympathiques du cœur, tout ce qui fait de la science un secours et une amie, il le prodigue avec une générosité qui le rend cher à son pays, et grave son nom en lettres d'or dans le souvenir de l'exilé ; il est pour moi l'expression la plus heureuse des heureux dons de ses compatriotes, intelligence et bonté. Ne pas dire ici ma reconnaissance pour l'aimable accueil des habitants d'Orotava, serait de l'ingratitude. La leur prouver est un des rêves de ma vie... Puissé-je, en élevant ma voix pour eux et pour la vérité auprès de leur mère patrie, payer au moins une obole de la dette du cœur ! — Oui, que l'Espagne le sache bien, les Canaries par leur voisinage, par le patriotisme de leurs habitants, eux qui sont demeurés Espagnols jusqu'au fond de l'âme, eux devant qui Nelson échoua jadis, et qui naguère, lors de l'expédition de Maroc, ont fourni tant d'officiers distingués, par la fertilité native de leur sol qui n'attend pour se déployer tout entière que le secours de l'homme, les Canaries ont droit, de la part de la métropole, à un regard plus attentif.

Je sais qu'elles ne sont pas oubliées, et la franchise de leurs ports accordée en échange d'un tribut volontaire mérite et obtient la gratitude. Mais que le gouvernement ne se borne pas là, qu'il commence par tracer un réseau suffisant de bonnes routes : c'est le moyen de décupler les transports et par suite d'étendre la culture à des limites qu'on ne soupçonne pas, qu'elle construise des ports.

Ports de commerce, d'abord : en progrès déjà, doublement accru par l'extension de la culture et de la consommation qui la suit, il atteindrait bientôt des proportions inespérées.

Ports militaires, ensuite : quel magnifique abri pour sa marine que les rochers de Ténériffe ! Ce sont des Maltes et des Gibraltars océaniques gardant mieux qu'un détroit trois cents lieues de côte africaine, et qui, en face du Maroc, sa future Algérie peut-être, constituent une possession d'une importance capitale.

Qu'elle encourage par quelque chose de plus que des exemptions d'impôt, par des primes, par des médailles d'honneur, les travaux magnifiques entrepris par la seule initiative des propriétaires, quand, par exemple, ils vont chercher au bout d'un souterrain de 800 mètres de longueur, un fleuve caché, source de vie pour leurs campagnes, ou bien lorsqu'à force de bras ils amènent à la surface un champ enfoui sous deux mètres de lave.

Qu'elle stimule enfin tous ceux qui créent de la terre ou de l'eau, sans prix sous ce ciel fécond, qu'elle prenne au sérieux cette idée déjà effleurée d'un jardin immense d'acclimatation, non plus au point de vue du pittoresque, mais au point de vue de la production nationale, et sache bien ce que peut lui donner son sol. Qu'elle songe plus tard au luxe de la science et construise sur le plateau des Canadas un observatoire qui par son élévation, sa latitude, son ciel inaltérablement serein (1) peut devenir le premier poste astronomique du globe : que l'Espagne, en un mot, se montre confiante et généreuse à l'égard de ces îles, elle verra naître de secondes Antilles à soixante heures de Cadix.

Le malade français à qui je fais appel craint-il, en attendant l'échéance de ces promesses d'avenir, d'y manquer de confort, de mouvement, de vie ? — Disons la vérité; descendons aux détails. — Les hôtels ne valent pas l'hôtel du Louvre; le rare abord des étrangers jusqu'ici

(1) On a dû remarquer que plus haut, en parlant des vicissitudes atmosphériques, il est dit que les nuages se tiennent à moitié hauteur de la chaîne, au-dessus de leur région, le ciel est d'un azur perpétuellement éblouissant. Un savant astronome anglais, M. Smith, l'enviait pour sa patrie, après y avoir fixé sa tente durant un mois,

rendait inutiles les maisons coquettement meublées pour eux; les dehors de pur agrément sont clairsemés; ce qu'on appelle *plaisirs* y est nul; le mauvais état de la plupart des routes ne permet guère les courses qu'à cheval, toute promenade ombragée d'arbres séculaires, toute image des boulevards y fait absolument défaut; la campagne elle-même a trop de nopals et pas assez de rossignols; la plage est déserte et la mer sans navires : oui, tout cela est vrai, mais avec la même vérité, l'on peut répondre :

Si les hôtels ne valent pas l'hôtel du Louvre, on en trouve de très-supérieurs (1) à ces vieilles fondas espagnoles tant décriées dans les romans. Si les étrangers arrivaient, le confort des habitations les suivrait bien vite; il y a d'ailleurs assez de maisons libres sans ornement, mais propres, pour loger les familles qui auraient le courage de devancer les autres. Les routes sont en partie votées. La nécessité (2) de monter à cheval est la source d'un plaisir très-vif, très-utile aux malades. Si la campagne manque d'oiseaux, en revanche, chose merveilleuse dans un pays chaud! on n'y a jamais vu de bête venimeuse; dans la vallée d'Orotava pas même de moustiques. Si cette vallée, si verte jadis, pleure les ombrages dont elle était ornée, sa magnificence de ligne tient à toute heure le regard captivé. La mer sans navires est

(1) Hôtel Richardson, à Sainte-Croix de Ténériffe.

(2) On peut bien cependant aller en voiture de Sainte-Croix à Orotava.

encore la mer, le plus imposant spectacle de la création.

Enfin ce que désire le plus un malade, n'est-ce pas de guérir? et pour ceux qui l'entourent, n'est-ce pas la première des joies de voir naître sur son visage un franc sourire d'espérance? n'est-il pas vrai que pour ces êtres souffrants, vivre trop près des bruits du monde, c'est le désir sans la jouissance, que les distractions trop vives les ébranlent, et que rien ne leur vaut l'intime bien-être d'une vie qui se renouvelle, en face d'une riche nature et au sein d'un calme profond?

Je me résume en deux propositions qui ont pour moi l'éclat de deux axiomes.

Le meilleur remède contre les maladies de poumons ou de larynx, c'est le climat, un climat égal et doux.

De tous les climats connus et préconisés jusqu'ici, le meilleur, c'est celui de la vallée d'Orotava, dans l'île de Ténériffe.

J'ajoute que dans mon intime conviction, sur dix malades qui s'y rendraient dans des conditions raisonnables, huit, au moins, y trouveraient un soulagement inespéré, s'ils n'y trouvaient la guérison complète; que dans les cas même très-graves, soustraire ainsi la maladie à toute cause extérieure d'aggravation, c'est gagner des mois ou des années; que gagner des années, c'est quelquefois sauver la vie, car, c'est donner le temps d'attendre un heureux effort de la nature, qu'elle tient peut-être en réserve.

Du reste, désintéressé de tout système et de toute contrée, Français n'ayant cherché sous des cieux divers que la santé d'un être chéri, n'ayant observé que par dévouement à la vérité, je n'ai en ce moment d'autre vue que de signaler le fruit de mon expérience; d'être utile à un trop grand nombre de familles affligées dans un de leurs membres qui souffre.

Si je dis que le climat sur lequel j'ai fait une étude, que je me suis efforcé de rendre sérieuse, est supérieur à ceux de l'Italie, de l'Espagne, à Madère même, c'est qu'à mes yeux c'est un fait certain; si je tiens à le proclamer, c'est que c'est un fait heureux. Loin de décourager personne, il doit donner du courage à plusieurs de ceux qui l'ont perdu.

Que les malades trouvent leur bien-être, leur guérison, à Nice, à Rome, à Alger, à Malaga surtout, et à Madère, je m'en félicite avec eux.

Ceux qui dans ces stations diverses n'ont pas reconquis la plénitude de la vie, et dont les maux persistent ou s'aggravent, sauront au moins qu'il est pour eux une ressource bien supérieure.

Ceux qui encore n'ont rien tenté et qui, sans aucune considération secondaire de plaisirs, de distractions, etc., cherchent le mieux d'une manière absolue, le connaîtront aussi.

Il me reste à placer ici certains détails matériels qui seront loin d'être indifférents aux malades chez qui se sera éveillé le désir de recourir à ce grand remède.

Quels sont les moyens d'aborder aux cieux que j'ai vantés? quelle est la distance? quelle vie y trouve-t-on?

Pour aller à Sainte-Croix de Ténériffe, chef-lieu de l'île où est située la vallée d'Orotava, il y a trois voies :

1° La voie anglaise : paquebot de la côte d'Afrique, partant de Liverpool le 24 de chaque mois, et abordant aux Canaries après sept ou huit jours de navigation;

2° La voie espagnole : paquebots desservant les Canaries, deux fois par mois, le 7 et 22, se rendant de Cadix à Ténériffe, en trois jours ou trois jours et demi de navigation; — on peut joindre Cadix ou par terre ou de Marseille par mer;

3° Le navire à vapeur français *l'Égyptien*, qui, de Marseille, se rend aux Canaries, tous les quarante ou cinquante jours, en relâchant aux divers ports du Maroc.

Ce voyage, toujours un peu coûteux, ne l'est pas autant qu'on pourrait le croire : 420 francs de Marseille à Ténériffe.

Une fois arrivé, la vie y est simple, les vivres y sont peu variés, mais sains et à bon marché.

Heureux serai-je et bien payé de mon travail, si je sauve une vie, si seulement je fais naître un rayon de joie dans un cœur maternel!

GABRIEL DE BELCASTEL.

CORBEIL, TYP. ET STÉR. DE CRÉTÉ.

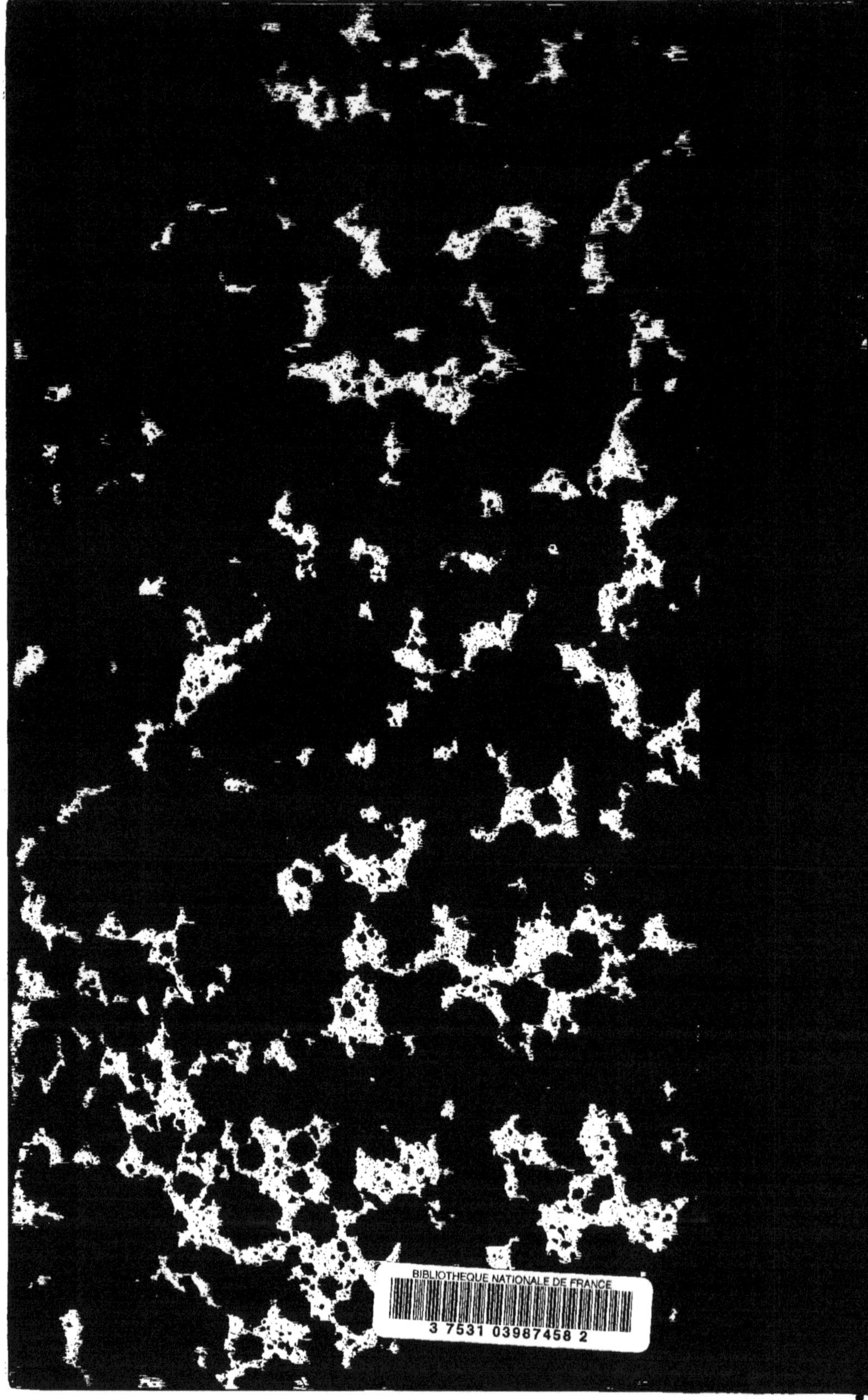

www.ingramcontent.com/pod-product-compliance
Ingram Content Group UK Ltd.
Pitfield, Milton Keynes, MK11 3LW, UK
UKHW021024200726
13857UKWH00004B/1573